CONTRIBUTION A L'ÉTUDE

DES

HERNIES INGUINALES

DES ANIMAUX DOMESTIQUES

ET SPÉCIALEMENT DU PORC

THÈSE INAUGURALE

PRÉSENTÉE A LA

FACULTÉ DE MÉDECINE VÉTÉRINAIRE DE L'UNIVERSITÉ DE BERNE

pour l'obtention du grade de

Docteur en Médecine vétérinaire

PAR

Jules BESSE

Médecin-Vétérinaire à Orbe (Vaud)

LYON

A. REY & Cie, IMPRIMEURS-ÉDITEURS

4, RUE GENTIL, 4

1910

La Faculté, sur la proposition de M. le professeur Dr Rubeli, agrée la thèse de M. Jules Besse, et en autorise l'impression.

Berne, le 12 novembre 1908.

Le Doyen :
(Signé) Dr HESS.

A MA CHÈRE ÉPOUSE

ET A

MES CHERS PARENTS

CONTRIBUTION A L'ÉTUDE

DES

HERNIES INGUINALES

DES ANIMAUX DOMESTIQUES

ET SPÉCIALEMENT DU PORC

I. — Considérations sur la fréquence des hernies inguinales chez les différentes espèces domestiques.

De tous les animaux domestiques, le porc est sans aucun doute, celui chez lequel se rencontre le plus fréquemment la hernie inguinale. Il n'existe guère de famille de porcelets qui en soit absolument indemne. Comme cette tare déprécie ces animaux, le vétérinaire praticien se voit, en exerçant sa profession, non seulement dans l'obligation de constater cette affection si répandue, mais encore d'y apporter le secours de son art.

Les manuels classiques de chirurgie vétérinaire ne fournissent malheureusement pas de statistiques précises au sujet de la fréquence et de la situation de ces hernies chez nos différentes espèces domestiques. Ils se bornent à citer chez quelles espèces cette affection est le plus courante et ils s'occupent avant tout de son traitement.

Tous les auteurs vétérinaires qui ont écrit sur les hernies inguinales, tels que Bayer-Fröhner, Möller, Stockfleth, Cadiot, Almy sont d'accord pour déclarer que les hernies inguinales surviennent, le plus souvent, chez les animaux mâles et selon Bayer-Fröhner, Möller, elles se rencontreraient le plus fréquemment chez le cheval et le porc, plus rarement chez les ruminants et le chien.

Les animaux castrés n'en souffriraient qu'exceptionnellement. STOCKFLETH, MÖLLER, sont d'avis, dans leurs *Traités de chirurgie*, que la hernie inguinale survient chez les mâles domestiques et leurs castrats, ainsi que *chez la chienne*. CADIOT et ALMY, dans leur *Traité de thérapeutique chirurgicale*, érigent en principe que chez la femelle, l'interstice inguinal ne contient que du tissu conjonctif et les vaisseaux mammaires. La hernie des organes abdominaux à la faveur de ce conduit, ne se rencontre guère que chez la chienne. Quant à la hernie des *ruminants*, elle semble, d'après la littérature, devoir constituer un fait excessivement rare. HERTWIG (cité par Hess) déclarait que cette affection était inconnue chez les ruminants et STOCKFLETH ne l'a jamais observée non plus chez les animaux de l'espèce bovine, ovine ou caprine.

Cet auteur dit que, selon Jouatt, elle est observée par-ci par-là en Angleterre, chez les veaux mâles, chez lesquels elle est congénitale. Trois cas seulement lui sont connus, à savoir : un cas observé en Angleterre sur un taurillon, un sur un taureau en Suède et le troisième sur un bœuf, en Allemagne. BAYER et FRÖHNER citent également la hernie inguinale comme étant d'une excessive rareté chez les ruminants. Ces auteurs ne font mention que de quatre observations de la littérature, à savoir deux cas de hernies scrotales décrits par Jouatt et Hess chez deux taurillons, qui étaient congénitales, et les deux observations de LÖBLE et DICCAS sur des bœufs de trait âgés.

BAYER et FRÖHNER disent que la hernie inguinale du cheval hongre est un fait pathologique exceptionnel. STEF s'exprime dans ces termes à ce sujet : « La hernie inguinale est très rare chez le hongre. CADIOT-ALMY disent qu'elle est si rare chez les chevaux hongres, qu'elle passe inaperçue et peut entraîner la mort, quand elle vient à s'étrangler, sans que le praticien se soit rendu compte de la nature de l'accident. HENDRICKX aurait rencontré quelquefois, dans la pratique vétérinaire, la hernie chronique chez des chevaux hongres, tandis que la hernie aiguë ou étranglée serait une trouvaille excessivement rare.

Quant à la hernie, inguinale ou scrotale, chez les petits animaux, TAPKEN ne cite qu'un cas observé sur un *bélier*. Selon BAYER-FRÖHNER, la hernie chez les chiens mâles serait plus rare que chez les chiennes. Chez *le porc*, la hernie inguinale semble être un fait très courant dans la pathologie de cet animal. Comme l'étude sur les causes de cette affection est à la base de ce travail, il est nécessaire de s'arrêter un instant à ce qu'en disent les auteurs en général.

Pour MOLLER, la hernie inguinale du porc est en général congénitale et la prédisposition en est héréditaire. La hernie, selon cet auteur, est plus souvent unilatérale que bilatérale et elle se compose le plus souvent d'intestin, plus rarement d'épiploon. Chez les animaux castrés, la partie herniée se soude, après la castration, au feuillet péritonéal qui constitue le sac herniaire. Elle peut aussi se développer durant les premières semaines après la naissance.

STOCKFLETH également la déclare comme étant congénitale. Selon lui, elle contient de l'intestin et est dans la règle unilatérale. La hernie peut guérir spontanément, dit-il, mais en général on n'attend pas là-dessus. Quand elle est double et très grosse, elle entrave le développement du porcelet. Cet auteur prétend que la hernie inguinale peut être si petite qu'elle passe inaperçue lors de la castration et que si celle-ci se fait à testicules découverts, il peut naître une éventration. Stockfleth attribue aussi une influence à la largeur anormale de l'anneau inguinal supérieur, dans la prédisposition à ces hernies. Cette prédisposition est considérée par lui comme étant héréditaire de génération en génération.

Pour BAYER et FRÖHNER, la hernie inguinale ou scrotale

des jeunes porcs est très souvent congénitale : elle est uni- ou bilatérale et contient des anses intestinales ou de l'épiploon.

Imminger, dans un article de revue consacré au manuel opératoire de la hernie scrotale et inguinale du porc, émet l'idée que cette affection se rencontre plus fréquemment chez le porc que chez n'importe quel autre animal. Il attribue une cause prédisposante à la race, et, à son avis, les races porcines anglaises et leurs produits de croisement en seraient surtout atteintes. Cet auteur a souvent observé que dans une famille de porcelets, la moitié de ceux-ci présentaient des hernies inguinales.

Quant à la situation des hernies, Imminger s'exprime dans ces termes : la hernie est située, soit à gauche, soit à droite ou ce qui est le cas le plus fréquent, elle est double. Elle est plus souvent rencontrée chez les porcelets mâles que chez les femelles.

Cette hernie, dit-il, est de nature congénitale, c'est-à-dire que la dilatation anormale du canal inguinal serait déjà présente au moment de la mise-bas, sans qu'on constate pour tout autant la présence de hernies chez les porcelets, car la hernie, toujours selon Imminger, ne se développerait qu'après les premiers huit jours de la vie ou même plus tard.

Ceci aurait lieu surtout chez les porcs de races anglaises, car chez ceux-ci, le scrotum n'est que peu ou pas développé, les testicules sont encore invisibles et même dans beaucoup de cas, emprisonnés dans la partie supérieure du canal inguinal ; la peau possédant une certaine tension, s'oppose à la descente des intestins hors du canal inguinal, durant les premiers jours de la vie des porcelets.

Il résulte de ces faits, que la présence des hernies se trouve être masquée, car si on examine attentivement de jeunes porcs nouveau-nés, on constate déjà à ce moment une largeur plus ou moins considérable de l'anneau inguinal inférieur.

Tapken, dans une étude consacrée aux hernies inguinales en général, s'exprime ainsi en ce qui concerne cette tare si courante chez le porc :

La hernie scrotale du porc est extrêmement fréquente. Cette tare est de nature congénitale et héréditaire. Il peut arriver que, dans une famille de porcelets, trois ou quatre ou même tous les membres de la famille en soient atteints. On remarque chez les porcelets l'apparition de la hernie dans les premiers jours qui suivent la mise-bas. La hernie grossit de jour en jour jusqu'à atteindre, chez des porcs âgés de six semaines, la grosseur du poing et même davantage.

La plupart du temps, la hernie est unilatérale, plus souvent gauche que droite, plus rarement bilatérale.

L'auteur dit, en outre, n'avoir pas observé de guérison spontanée. Les animaux affectés de hernies étant castrés à l'âge de quatre à huit semaines, il est cependant permis d'admettre qu'une guérison spontanée pourrait avoir lieu, si on attendait sur celle-ci, ce qui n'est pas le cas dans la pratique courante des choses.

Comme il est facile de s'en rendre compte, les quelques sources auxquelles j'ai puisé ne donnent que peu de renseignements sur l'étiologie des hernies inguinales du porc. La plupart des faits énoncés plus haut sont des hypothèses ou des assertions que l'observation et l'expérience confirment peut-être. Il reste néanmoins à établir pourquoi cette hernie inguinale est beaucoup plus fréquente chez le porc que chez les autres animaux domestiques.

Afin d'être entouré de données plus exactes et plus complètes au sujet de cette affection si commune à l'espèce porcine, je me suis adressé à deux confrères, M. le Dr Wyssmann, vétérinaire à Neuenegg et M. le Dr Streit, vétérinaire à Zimmerwald-Belp.

Les deux confrères que je remercie sincèrement pour l'empressement qu'ils mirent à me répondre, me communiquèrent des renseignements détaillés et précis sur les questions que je leur avais adressées. Les voici :

Les hernies scrotales sont très fréquemment constatées par M. Streit, dans sa clientèle et à savoir dans la proportion de 9 cas à gauche, contre 1 à droite et 1 cas double. M. Wyssmann a remarqué que les hernies gauches survenaient dans 81 pour 100 des cas qu'il a observés, tandis qu'à droite elles n'atteignent que le 3 pour 100. Dans la statistique de M. le Dr Wyssmann, les hernies doubles se montent au 16 pour 100.

M. le Dr Wyssmann n'a jamais observé de hernies chez des porcs femelles, et les observations à ce sujet ont été récoltées soigneusement par ce praticien durant sept années consécutives. Cependant, d'après M. le Dr Streit, les hernies inguinales des femelles sont rares et ne surviennent que dans les élevages de porcs où les truies-mères atteintes de faiblesse héréditaire prédisposante à ces affections, mettent bas des jeunes porcs mâles presque tous atteints de hernie scrotale congénitale ou chez lesquels la hernie apparaît durant les premiers jours de la vie. Les femelles dans ces familles seraient aussi atteintes de hernie inguinale, mais la hernie chez celles-ci, guérit spontanément.

M. le Dr Wyssmann prétend que la prédisposition aux hernies inguinales ou scrotales léguée par certaines truies à leurs produits, se ferait sentir sur toutes les générations de jeunes porcs qu'elles mettent bas. Selon lui, cette prédisposition dépend beaucoup de la race : les races perfectionnées, avant les autres, la présenteraient.

Dans la règle, les 30 pour 100 des porcelets mâles d'une même famille sont affligés de hernies scrotales, plus rarement le 15-20 pour 100 (Wyssmann].

Quant à la guérison spontanée, les avis diffèrent : des cas de guérison spontanée sont inconnus à M. le Dr Streit et, d'après ce praticien, seul le procédé opératoire consistant dans la castration à testicules couverts avec ligature du cordon et de la *tunica vaginalis communis*, peut amener la guérison. Les très rares récidives postopératoires qui pourraient s'établir, guérissent spontanément. M. le Dr Wyssmann affirme par contre la guérison spontanée, car, dit-il, celle-ci est favorisée par la séparation des gorets, atteints de hernie, des autres et par la nutrition intensive, mais pas trop volumineuse des malades. Il n'a pas observé de récidives postopératoires. A la fin de la communication écrite de M. le Dr Wyssmann, je relève la note suivante, qui présente un certain intérêt :

Les agriculteurs castrent souvent eux-mêmes les porcelets atteints de hernies scrotales par une courte incision pratiquée jusqu'au testicule, puis expriment cet organe de ses enveloppes, l'énucléent par torsion et referment la plaie opératoire par une suture. Un pour cent élevé d'animaux opérés de cette façon guérit spontanément.

D'après les dires de ces deux collègues, la hernie inguinale gauche serait plus fréquente que la droite. Ceci m'a été également confirmé par MM. les Professeurs Noyer et Hess. La déclaration verbale de ces deux Messieurs concorde absolument avec celle que fit à Tapken un vétérinaire d'Oldenbourg, M. le Dr Greve, que sur 86 cas de hernie inguinale opérés par ce dernier, 71 étaient situés à gauche contre 5 cas à droite et 10 doubles.

Je puis également confirmer cette plus grande fréquence des hernies gauches sur les porcelets opérés par moi, lors de mon stage d'interne à la clinique des petits animaux de l'hôpital vétérinaire de Berne, durant l'année universitaire 1907-1908.

Dans tous les cas de hernies scrotales, je me souviens d'y avoir rencontré la présence d'anses intestinales (intestin grêle). Gmeiner déclare n'avoir, dans sa clientèle, jamais observé de hernie scrotale chez le verrat adulte.

II. — Etiologie des hernies inguinales.

Quant à l'*étiologie* des hernies inguinales, celle-ci est très complexe et comprend des causes ***prédisposantes*** et ***déterminantes***. Parmi les premières, la plus importante est celle qui est basée sur une particularité anatomique spéciale et commune à nos mâles domestiques et qui consiste dans l'ouverture constante et permanente de l'anneau faisant communiquer la cavité abdominale avec la cavité testiculaire. Cet anneau que Schmaltz dénomme du nom de : *annulus vaginalis* s'oblitère dans la règle, chez l'homme. La hernie inguinale des animaux domestiques se fait donc dans un sac préformé. Elle correspond à la hernie *congénitale* de l'homme (Cadiot et Almy).

Un autre facteur de prédisposition consiste chez les *mâles*, dans l'ampleur de la gaine vaginale (Cadiot et Almy). Bouley dit que si la hernie de l'étalon est plus fréquente que celle du hongre, la cause en est à attribuer à la largeur de l'anneau supérieur du canal inguinal, plus grande chez l'étalon que chez le hongre, et, selon lui, certains chevaux possédant un anneau inguinal supérieur plus large que celui d'autres chevaux, y seraient particulièrement prédisposés. Bayer et Fröhner prétendent que les chevaux sont surtout prédisposés aux hernies scrotales et inguinales, en raison de la largeur considérable de l'anneau inguinal sous-péritonéal et vaginal. Les auteurs, tels que Hering, Stockfleth, Moller, Bayer, Fröhner considèrent les hernies *congénitales* comme étant des conséquences de la largeur anormale de l'anneau inguinal sous-péritonéal et vaginal, et l'idée qui domine la littérature au sujet de ces hernies inguinales est celle de *l'hérédité* de la prédisposition. A ce sujet, Stockfleth cite les porcs atteints de hernie congénitale, comme héritant de leurs ancêtres une largeur anormale de l'anneau supérieur. Certains étalons légueraient sûrement à leurs descendants cette prédisposition héréditaire de la largeur démesurée des anneaux sous-péritonéal et vaginal (Bayer et Fröhner). Selon Moller, la hernie congénitale serait due, dans la totalité des cas, à des dimensions exagérées de l'anneau supérieur du canal inguinal.

Dans l'article « Hernies inguinales » du *Dictionnaire de médecine et chirurgie vétérinaires* de Bouley et Reynal, ces deux auteurs incriminent, comme cause de hernie, l'extensibilité de la lèvre antérieure de l'anneau inguinal sous-péritonéal. Cette lèvre constituée par le bord postérieur du *musculus obliquus abdominis internus*, que Schmaltz dénomme *margo inguinalis*, est de nature musculaire, c'est-à-dire, plus extensible que le bord postérieur du même anneau, qui est aponévrotique (ligament de Poupart). La traction exercée par les testicules sur la *tunica vaginalis communis* — qui n'est qu'une dépendance du feuillet pariétal du péritoine, — se répercute sur l'anneau sous-péritonéal, en écartant les lèvres de celui-ci. Cet écartement se fait sentir sur le *margo inguinalis* du *m. obliq. internus* et il a lieu dans le sens transversal de l'anneau. C'est en se basant sur ce moment étiologique que Bouley explique la fréquence plus élevée des hernies inguinales chez l'étalon que chez le hongre.

Normalement, le testicule est soutenu dans la gaine vaginale commune par les *m. cremaster externus* et *internus*, ainsi que par les fibres élastiques de la *tunica dartos*. Supposons cet appareil de suspension relâché, le testicule descend, par l'effet de la pesanteur, dans le fond du scrotum. Ceci ne peut se produire qu'aux dépens du cordon spermatique, qui est contraint de s'allonger. Les vaisseaux et les nerfs du cordon sont également distendus. Dans leur trajet abdominal et scrotal, ils sont entourés d'un feuillet viscéral péritonéal (*tunica testis propria)* réuni à la *tunica vaginalis communis* par le *mesorchium*. Tout effort de traction sur le cordon aura son contre-coup sur la *tunica vaginalis communis* et, partant, sur l'anneau vaginal et sous-péritonéal. Ceux-ci devront subir un effort d'écartement.

Bouley et Reynal, Bayer et Fröhner, après eux, s'appuient sur le relâchement des muscles plus haut cités, pour expliquer la fréquence plus grande des hernies inguinales, chez l'étalon, en été pendant la saison chaude qu'en hiver, où — disent-ils, — les hernies sont plus rares.

Comme autres causes prédisposantes, Cadiot et Almy, citent l'augmentation de poids du testicule (orchite, épididymite, tumeur, hydrocèle) ou l'allongement et l'épaississement du cordon (funiculite, champignon).

Parmi les *causes déterminantes*, il faut noter tous les efforts musculaires qui ont pour but de distendre et d'élargir l'anneau supérieur du canal inguinal. L'étiologie ici est très riche en causes : Toute augmentation de pression intraabdominale peut — dans certaines conditions déterminées — provoquer la naissance d'une hernie inguinale : par exemple : la contention du cheval couché qui se débat dans ses entravons, le ruer, le cabrer, la saillie de l'étalon, le démarrage d'une lourde charge, une chute avec une position d'écartement latéral ou en arrière des extrémités postérieures, le travail sur un sol mou, etc., enfin tous les moments étiologiques qui ont pour conséquence une dilatation de l'anneau sous-péritonéal, peuvent faire naître une hernie.

Dans ces différents cas, dit Bouley, dans son *Dictionnaire*, l'effort des muscles expirateurs diminuant considérablement la capacité de la cavité abdominale, l'intestin refoulé de toutes parts, cherche issue dans toutes les directions. Si le canal inguinal, plutôt l'anneau supérieur, est distendu par l'effet des moments plus haut décrits, là où les anses intestinales qui se trouvent dans son voisinage et qui n'ont pas un calibre trop épais, y trouveront un chemin tout préparé, puisque comme nous l'avons vu, l'anneau vaginal reste ouvert durant toute la vie chez nos mâles domestiques. Il est probable, dit également Bouley, que l'écartement de l'anneau est favorisé, pendant l'effort, par l'état de rigidité qu'acquiert le *margo inguinalis m. obliqui interni* qui constitue, comme nous l'avons dit plus haut, la lèvre antérieure de l'anneau sous-péritonéal, cela ayant lieu par l'effet de la contraction de ce muscle. Dans cet état de rigidité, cette lèvre musculaire ne s'affaisse pas sous la pression transmise en arrière par l'intestin refoulé, d'où il résulte qu'une partie de celui-ci pourra descendre dans le canal inguinal. Comme preuves à l'appui, Bouley cite les efforts énumérés précédemment comme constituant des causes déterminantes et assez éloquentes par elles-mêmes, sans qu'il soit besoin de s'y arrêter davantage. Il prétend que si l'on opère la réduction de la capacité abdominale par l'action mécanique d'une sangle de suspension, comme celle qu'on emploie pour relever des chevaux hors d'état de se soutenir sur leurs membres ou pour transborder des chevaux sur un navire ou les débarquer à terre, malgré l'énorme pression transmise par cette compression à la masse intestinale, il est rare, en pareil cas, de voir des hernies survenir, et, selon lui, la cause serait à placer dans l'état d'inertie du *musculus obliquus internus* et dans l'effet de la pression de la sangle qui ferme le canal inguinal, en adaptant l'une contre l'autre, les deux lèvres de l'anneau sous-péritonéal. D'où Bouley conclut enfin que l'effort musculaire est la cause déterminante presque exclusive des hernies inguinales du cheval.

Peuch et Toussaint sont également de l'avis de Bouley et Reynal à ce sujet. Stockfleth, Moller, Bayer et Fröhner, Cadiot et Almy donnent la même étiologie déterminante que celle de Bouley et Reynal.

en ce qui concerne les efforts musculaires ayant un effet d'écartement sur l'anneau inguinal supérieur. Selon Moller, la dilacération du cordon par la castration, ainsi que la traction exercée par les canaux, favoriseraient la survenue des hernies. Cette donnée étiologique ne concorde pas avec ce que l'expérience de tous les jours enseigne : à savoir que les hernies inguinales sont plus rares chez le hongre que chez l'étalon.

Stockfleth attribue la plus grande fréquence des hernies gauches qui se produisent sur le cheval entravé et couché, à la plus grande pression exercée par la masse intestinale sur l'anneau inguinal supérieur gauche situé dans ce cas particulier en dessous du droit.

Il reste à citer encore les affections intestinales, telles que la tympanite, les coliques, comme causes déterminantes [Möller], ainsi que Cadiot et Almy] les influences diminuant la résistance des parois abdominales, telles que les abcès, les plaies et cicatrices de cette paroi, qui peuvent s'accompagner de hernies de faiblesse.

Au sujet du *cheval hongre*, Cadiot et Almy s'expriment de la façon suivante en ce qui concerne les hernies inguinales chez cet animal.

« Par la castration, la gaine vaginale ne s'oblitère point dans toute sa hauteur ; en sa partie supérieure, une sorte de godet subsiste qui peut loger l'épiploon en une portion d'anse intestinale et donner lieu ainsi à un bubonocèle. Les auteurs prétendent que la hernie inguinale du hongre est très rare. Moller émet l'idée que l'anneau inguinal supérieur se ferme d'autant plus vite que la castration a été opérée plus tôt. Cependant, ensuite de la castration, l'inflammation du cordon dilate l'anneau supérieur, d'où il résulterait d'après lui, une prédisposition aux hernies. Hering, par contre, pense que chez les étalons qui sont castrés de bonne heure, le cordon s'atrophie et l'anneau supérieur étant au plus praticable pour 1-2 doigts, il ne saurait se produire de hernie. Cependant, dit-il, l'observation courante prouve qu'il en est autrement, et il rattache la cause de ces hernies à une largeur anormale, congénitale et héréditaire, de l'anneau inguinal supérieur.

La plupart des auteurs considèrent la hernie comme antérieure à la castration [Cadiot et Almy]. SCHMIDT l'a toujours observée après l'enlèvement des casseaux, pendant que HORN l'a constatée au moment de la castration, quand il mettait le testicule gauche à découvert.

Elle est généralement constituée par de l'épiploon [Cadiot et Almy] [Moller, Bayer et Fröhner, Stockfleth] qui est soudé avec la gaine vaginale, moins souvent par de l'intestin (Moller), tandis que, chez l'étalon, elle est constituée par l'un ou par l'autre ou plus rarement par les deux à la fois.

La hernie du *poulain* est presque toujours congénitale, uni- ou bilatérale, ou double [Cadiot et Almy]. Elle reconnait pour cause l'ampleur de l'anneau vaginal et de la partie supérieure du collet de la gaine. Elle peut survenir dans les mois qui suivent la naissance. Sur 11 faits recueillis par Fouquard, 9 fois la hernie existait au moment de la naissance, 2 fois elle s'est développée au cours du quatrième mois [Cadiot et Almy]. Tantôt la hernie disparait avec l'âge ; tantôt elle persiste, reste stationnaire ou augmente [Cadiot et Almy]. Selon STOCKFLETH, la disparition spontanée de la hernie du poulain serait une exception. Elle augmenterait au contraire avec la croissance. MOLLER affirme la guérison spontanée, mais seulement durant le cours de la première année. Après cet âge, dit-il, elle serait plus rare.

La guérison spontanée est considérée par beaucoup comme étant due au fait que le mésentère ne s'allonge pas proportionnellement à l'abaissement de la paroi abdominale inférieure [Cadiot, Almy, Siegen, Hendick, Bouley, Gross, Darbot, Bénard, cités par les deux premiers]. GROSS invoque comme cause agissant favorablement sur la guérison spontanée le fait que les tissus abdominaux acquièrent plus de dureté, de par le nouveau régime végétal du poulain sevré, et que l'intestin soumis à cette nutrition toute nouvelle se développe beaucoup, augmente de calibre en proportion et ne peut plus passer dans le canal inguinal. Un régime nutritif intense aurait aussi une grande influence sur la guérison spontanée qui, selon Gross, surviendrait surtout durant la première année. HUMANN cite le cas d'un poulain entier, atteint de hernie congénitale. Celle-ci, après avoir atteint à un an, une grosseur égale à celle de deux têtes d'homme, disparut spontanément, de sorte qu'au moment de la castration, vers deux ans et demi, on ne remarqua plus trace de hernie. Le mouvement favoriserait la disparition spontanée des hernies (Tapken).

BAYER et FRÖHNER prétendent que « les hernies acquises sont unilatérales dans la plupart des cas et que — comme l'expérience le prouve — elles sont plus fréquentes à *gauche* qu'à droite. Le fait en est à chercher dans ce que l'intestin grêle, dont les anses forment surtout les hernies, est situé à gauche ».

STEF, dans une Revue professionnelle, a une phrase suivante : La hernie inguinale qui a toujours été observée à gauche chez le cheval (??).... Selon TAPKEN, la hernie est plus fréquente à gauche qu'à droite et,dans la règle, unilatérale.

Chez les ruminants, la hernie est une rareté, comme nous l'avons vu. HERING s'exprime ainsi au sujet de la différence de fréquence de la hernie inguinale chez le cheval et les ruminants : « Le mésentère de l'intestin des bovidés étant court, la hernie inguinale est de ce fait plus rare chez ceux-ci que chez le cheval, où il est assez long pour permettre à l'intestin grêle ou au côlon flottant de faire hernie. »

Un autre facteur anatomique, consistant dans l'implantation particulière des muscles abdominaux sous le plancher du bassin chez les Bovidés, est défavorable à la production de hernies. Nous y reviendrons plus loin.

La hernie inguinale du chien serait très rare, d'après Moller, et congénitale dans la règle (Bayer et Fröhner). D'après ces deux auteurs, elle serait plus fréquente chez les chiennes que chez les mâles. En effet, les auteurs tels que Stockfleth, Moller, Goubaux, Cadéac, Cadiot et Almy, Bayer et Fröhner citent la chienne comme étant la seule femelle domestique chez qui on rencontre cette affection. La cause de la hernie inguinale de la chienne est due à une particularité anatomique spéciale à cette femelle.

Chez elle, le *ligamentum teres* prend naissance au voisinage de l'ovaire, sur l'extrémité antérieure de la corne utérine et de là se dirige en bas, vers l'endroit correspondant à la place de l'anneau sous-péritonéal chez le mâle. Là, ce ligament pénètre jusque sous la peau, en passant dans le canal inguinal et sur son trajet, pousse au devant de lui, un repli péritonéal, continuation du feuillet pariétal du péritoine. Il s'établit ainsi une cavité séreuse qui reste en communication avec la cavité péritonéale. Cette cavité correspond à celle limitée par la *tunica vaginalis communis* du mâle. Une porte et un sac herniaire sont préformés ; dans ce sac, à l'occasion, une portion d'intestin ou une corne utérine, ou la vessie, ou l'épiploon pourront se réfugier (Bayer-Fröhner, Stockfleth, Goubaux). Le moment anatomique joue un grand rôle dans l'étiologie et il constitue un grave facteur de prédisposition.

La largeur variable de l'anneau sous-péritonéal crée également une cause favorable à la production de hernies inguinales chez la chienne (Bayer et Fröhner).

La *cause déterminante* est constituée par tous les

moments ayant pour conséquence une augmentation de la pression intra-abdominale et il faut citer ici la *parturition*. La pression abdominale très énergique durant cet acte physiologique, a pour effet de dilater le canal inguinal. La matrice qui est fixée dans ce canal par son ligament rond, y descendra et par la suite, ne pourra se contracter parfaitement, dans sa période d'évolution (Stockfleth). La hernie peut aussi être *congénitale*, mais c'est l'exception, tandis que chez le mâle, elle est en général congénitale (Bayer et Fröhner). La *gestation* prédispose les chiennes à cette tare, ainsi que les efforts musculaires, la nutrition exagérée, le saut. Les derniers moments l'aggravent, quand elle existe déjà (Stockfleth, Goubaux). Dans le sac herniaire d'une chienne, Macorps a trouvé l'utérus gravide. Il semble d'après les relations qui en ont été faites, que la matrice est l'organe qui ait été le plus souvent rencontré dans ces cas de hernies inguinales (Cadiot-Almy, Stockfleth, Moller, Bayer, Fröhner, Cadéac), ainsi que de l'épiploon (Cadiot et Almy). Cadéac décrit un cas de hernie double qu'il a eu l'occasion d'observer chez une chienne : le sac gauche contenait l'épiploon, la rate, la vessie et l'utérus ; le sac droit contenait tout l'intestin. Les deux anneaux supérieurs du canal inguinal avaient 6 centimètres de diamètre environ. Il ne restait dans la cavité abdominale que le foie et le rectum. Dans la plupart des cas opérés par Cadiot et Almy, ces deux chirurgiens trouvèrent dans le sac herniaire une partie de la matrice avec des fragments d'épiploon, quelquefois une anse intestinale.

Dans deux cas, le sac de la hernie contenait la vessie.

III. — Relations et différences anatomiques entre la hernie inguinale de l'homme et celle des animaux domestiques.

Les hernies inguinales et scrotales de l'homme diffèrent, anatomiquement parlant, essentiellement de celle qu'on rencontre le plus souvent chez les animaux domestiques.

Pour bien établir la différenciation anatomique, il est nécessaire de s'arrêter un instant à la description sommaire de la paroi antéro-inférieure de l'abdomen de l'homme et de ses rapports avec la genèse des hernies. J'emprunte les lignes qui suivent à LOSSEN :

Quand on regarde depuis l'intérieur la partie inférieure de la paroi abdominale on remarque à cette face que le feuillet pariétal du péritoine fait saillie vers l'intérieur du ventre, sous forme de 5 bandes longitudinales à peu près parallèles à la ligne médiane du corps. Les bandes ou replis correspondent :

1° Celle du milieu au reste de l'Urachus et elle représente le *ligamentum umbilico-vesicale medium*;

2° A gauche et à droite du premier repli se trouvent les deux *ligamenta umbilico-vesicalia lateralia*, qui sont les vestiges des deux artères ombilicales;

3° En dehors de ceux-ci et juste au milieu du ligament de Poupart, sont situées les deux *arteriæ epigastricæ internæ*.

Entre ces 5 replis sont creusées, de chaque côté de la ligne médiane, 3 fossettes, en tout 6, dénommées :

1° Les plus proches de la ligne médiane et qui sont situées entre le *ligam. vesico-umbilicale medium* et les deux *lig. lateralia foveæ inguinales internæ;*

2° De chaque côté de celles-ci, entre les ligaments latéraux de la vessie et les deux *art. epigastricæ int.*, *foveæ inguinales mediæ;*

3° Finalement, en dehors des deux *art. epigastricæ internæ*, les *foveæ inguinales externæ*.

Toutes ces fossettes peuvent devenir le siège de hernies inguinales. Les *foveæ internæ* y sont le moins prédisposées, vu qu'elles correspondent vers l'extérieur à la masse musculaire bien développée des *mm. recti abdominis*. Par contre, les *foveæ mediæ* correspondent à une partie faible de la paroi abdominale, à savoir celle limitée par la *fascia transversa* et l'aponévrose du *m. obliquus externus*. Quand, sous l'influence de l'âge, ces tissus fibro-tendineux perdent de leur élasticité, les *foveæ mediæ* deviennent ou peuvent devenir le siège de hernies appelées *herniæ inguinales internæ* (hernies inguinales directes ou internes). Les *foveæ externæ* sont très développées chez le nouveau-né; le péritoine y forme une fossette infundibuliforme, dont la pointe est dirigée en dehors. Elles peuvent également devenir le lieu d'élection de hernies qui se nomment *herniæ inguinales externæ* (hernies inguinales obliques, externes, indirectes).

Chez l'homme, l'entrée du *cavum vaginale*, appelée par Schmaltz, en anatomie vétérinaire, *annulus vaginalis*, se ferme peu après la naissance. Il arrive cependant que cet anneau ne s'oblitère pas et que l'enfant nouveau-né soit atteint de hernie inguinale ou scrotale *congénitale*. Celle-ci se fait alors dans la même cavité que celle où est contenu le testicule. Cette forme de hernie correspond absolument à celle de nos animaux domestiques, à laquelle Schmaltz réserve le nom de *hernie vaginale* (Vaginalbruch). Quoi qu'il en soit, la région environnant l'anneau abdominal et qui n'est pas autre chose que la *fovea inguinalis lateralis*, constitue un lieu de prédilection pour la naissance d'une hernie.

Les deux plis de l'aine, chez l'homme, sont nettement délimités et dépourvus de graisse, car la peau, en cet endroit, se rattache directement au ligament de Poupart. Les deux plis convergent vers le scrotum. Le canal inguinal traverse la paroi abdominale obliquement et en dessus du pli de l'aine chez l'homme en station verticale (en avant du pli chez celui qui est en décubitus dorsal). L'anneau abdominal est situé en dehors de l'*art. epigastrica inferior*, c'est-à-dire dans la *fovea inguinalis lateralis*. Il a la forme d'un trou rond. L'anneau sous-cutané est plus rapproché de la ligne médiane et logé en dessus du scrotum. Les hernies inguinales naissent toutes en dessus du pli de l'aine (en avant chez l'homme couché), soit dans les *foveæ laterales*, soit dans les *foveæ mediæ*. Les hernies indirectes ou obliques pénètrent dans le canal inguinal par l'anneau abdominal et leur sac herniaire est un repli du feuillet pariétal du péritoine. Elles descendent dans le scrotum, à côté de la *tunica testis propria*. Les deux parties, le sac herniaire et la gaine testiculaire, sont donc bien séparées et distinctes l'une de l'autre.

Les hernies directes et internes se produisent dans les *foveæ mediæ*. Elles naissent à la faveur d'une déchirure musculaire du *musc. obliquus externus* (Lossen) et se dirigent directement vers l'anneau sous-cutané du canal inguinal, en passant entre les deux *mm. obliqui abdominis*, puis sortent par cet anneau et descendent dans la cavité scrotale. Le sac herniaire qui les enveloppe est entièrement distinct de la *tunica testis propria* ou *vaginalis*.

Cette *tunica vaginalis propria*, chez l'homme, correspond au point de vue chirurgical, à la *tunica vaginalis communis* des animaux domestiques. Anatomiquement, les dénominations ne concordent pas. Les anatomistes de l'homme désignent sous le nom de *tunica vag. communis hom.*, l'évagination scrotale de la *fascia transversa*, tandis que les vétérinaires appellent *tunica vag. communis*, la membrane d'enveloppement du testicule formée par l'accollement de la lame pariétale péritonéale (feuillet pariétal de la *tunica vag. propria hominis*) avec le *m. cremaster ext.* et une lame conjonctive sous-dartoïque. Les anatomistes vétérinaires réservent le nom *tunica vag. propria* au feuillet viscéral du péritoine qui adhère au cordon et au testicule. Chez nos animaux domestiques, la *fascia transversa abdominis* ne descend pas dans la cavité scrotale. Il faut faire une exception pour les ruminants, car, selon Schmaltz, chez les mâles, la *fascia transversa* se replie dans l'anneau inguinal sous-péritonéal, s'évagine et s'étale dans le scrotum. Cette évagination, il l'appelle le *processus infundibiliformis* et le recouvrement du feuillet pariétal du péritoine à la face interne de ce processus, *processus vaginalis*. Les deux ensemble, réunis, forment la *tunica vaginalis communis* des ruminants mâles.

A part la hernie congénitale de l'homme, qui est la même que celle de nos animaux domestiques, puisqu'elle est aussi une hernie vaginale (Vaginalbruch), comme Schmaltz l'appelle, pour bien la différencier des hernies de l'homme, les deux sortes de hernies les plus courantes qui surviennent chez celui-ci diffèrent fondamentalement de la hernie inguinale des animaux. La hernie vaginale des vétérinaires (syn. scrotale, inguinale) ne correspond à la hernie indirecte, oblique ou externe de l'homme que par le trajet et la porte de la hernie qui sont identiques chez les deux, à savoir : l'anneau abdominal (vaginal) et le canal inguinal. Elles diffèrent l'une de l'autre, en ce que, chez l'homme, le sac herniaire est complètement séparé du *cavum vaginale* du testicule dans le scrotum, tandis que, chez les animaux domestiques, la masse herniée est située avec le testicule, en dedans de la *tunica vaginalis communis*, c'est-à-dire dans une seule et même cavité *(cavum vaginale)*.

Cette hernie indirecte de l'homme survient durant les premières années de l'enfance. Elle peut aussi se montrer au cours de l'adolescence et même jusque vers la trentième année.

La hernie directe, par contre, est un phénomène qui accompagne la sénilité. Elle survient après la quarantaine et est due au relâchement des tissus de la *fovea media* (Lossen).

Il est possible, en vétérinaire — du moins théoriquement — que des hernies surviennent par la commissure interne de l'anneau inguinal péritonéal, que la littérature chirurgicale décrit sous le nom de hernies inguinales fausses ou interstitielles (Schmaltz). Selon cet auteur, auquel je laisse la parole pour ce qui va suivre, ces hernies correspondent en tous points aux hernies directes de l'homme. Elles pénètrent en dedans de l'*art. epigastrica,* dans la commissure interne de l'anneau inguinal supérieur, vu que, chez les animaux, cet anneau est une longue fente transversale qui arrive jusque dans la partie correspondante à la *fovea media* de l'homme. [Chez celui-ci, la hernie ne peut se faire qu'à travers une déchirure musculaire, vu que l'anneau inguinal abdominal se trouve en dehors de l'*art. epigastrica*]. L'intestin hernié repousse en avant le feuillet pariétal du péritoine dans la commissure interne de l'anneau abdominal, sous laquelle est située la même commissure de l'anneau sous-cutané, et pénètre dans la cavité scrotale, à côté de la *tunica vag. communis*.

La littérature vétérinaire fait mention de quelques cas de hernies fausses ou interstitielles qui auraient été observées chez le cheval et le porc (Cadiot et Almy). Elles naîtraient à la faveur d'une déchirure musculaire, sise très près de l'anneau inguinal supérieur et sont caractérisées par la présence, dans le trajet inguinal, entre l'une des parois de celui-ci et la gaine vaginale, d'un organe (intestin ou épiploon) sorti de la cavité abdominale (Cadiot et Almy).

Ces hernies concordent absolument avec la hernie directe ou interne chez l'homme.

La hernie qui survient presque exclusivement chez lez

animaux domestiques est la *hernie vaginale* de Schmaltz, appelée couramment scrotale ou inguinale, selon le sexe de l'animal ou le point jusqu'où elle descend. SCHMALTZ ne la considère pas comme une hernie vraie, vu qu'il lui manque — selon lui — la porte artificielle et le sac herniaire accidentel. Cependant on ne peut être aussi exclusif, vu que tous les auteurs sont d'accord à considérer comme hernie toute sortie d'un organe abdominal ou autre vers l'extérieur ou dans une cavité autre que celle où l'organe était naturellement logé. Cadiot et Almy disent que les hernies se produisent soit à travers des ouvertures naturelles (canal inguinal, ombilic), soit à travers des déchirures accidentelles (blessures du ventre ou du diaphragme).

D'après SCHMALTZ, la hernie inguinale est un fait plus rare chez les animaux domestiques que chez l'homme et la cause en est à chercher d'abord dans la position horizontale du tronc qui fait graviter la masse intestinale autour du nombril, point le plus bas de l'abdomen et non vers le canal inguinal, comme c'est le cas pour l'homme. En outre, le canal inguinal des animaux est pour ainsi dire, fermé par l'angle droit que forme le tronc avec les jambes. Cet angle s'ouvrant, comme dans l'effort du démarrage ou la saillie, par exemple, le canal se trouvera de ce fait distendu. Chez l'homme, où le ventre et les jambes forment un angle très ouvert, le canal est distendu en permanence. Pour que des hernies ne se produisent pas, il faut que la construction du canal inguinal chez l'homme soit telle qu'elle soit défavorable à leur production et c'est pourquoi — dit Schmaltz, — l'entrée du canal est restreinte, tandis que, chez le cheval, l'anneau supérieur (sous-péritonéal) est une fente transversale allongée (mais aplatie); le canal de l'homme a besoin de parois : il affecte la forme d'un tube ; chez les animaux, elles sont superflues, aussi leur canal inguinal n'en est-il pas un, au vrai sens du mot, mais plutôt un interstice musculaire. [Il faut faire une exception pour le porc, au sujet du canal inguinal qui diffère totalement de celui du cheval et des ruminants.

Ces circonstances ne contribuent donc pas à favoriser la production de hernies chez les animaux domestiques. Aussi y sont-elles plus rares que chez l'homme (Schmaltz). Mais, quand elles surviennent, elles trouvent un chemin tout ouvert, ce qui n'est pas le cas chez l'homme et elles utilisent à peu près exclusivement celui-ci (Schmaltz).

La hernie des ruminants est plus rare que celle du cheval. La cause en est à chercher dans le fait que les parties de la paroi abdominale, dans lesquelles sont percés les deux canaux inguinaux, de chaque côté, descendent avec plus d'inclinaison vers le sol, depuis le bassin, d'où la masse intestinale est encore davantage rejetée vers le nombril, que chez les solipèdes (Schmaltz). Il résulte de cette disposition évasée de la paroi abdominale, que son contenu aura pour effet de comprimer d'avant en arrière, le canal inguinal et de fermer plus spécialement les lèvres de l'anneau sous-péritonéal et vaginal, en les appliquant l'une contre l'autre (Schmaltz). Il en sera de même quand le taureau se dressera sur les pieds de derrière, pour effectuer une saillie, par exemple. Schmaltz, qui émet cette dernière opinion, dit que pour se convaincre de ce fait, il suffit de jeter un regard sur la figure XIX annexée à son traité sur la :

Topographische Anatomie der Körperhöhlen des Rindes von Dr Reinold Schmaltz (Lieferung II et III).

En effet, cette planche est très suggestive et démontre, sans commentaires, que la chose doit bien se passer ainsi.

En principe, — ainsi s'exprime Schmaltz, — des hernies directes ou indirectes peuvent aussi survenir chez la vache, mais comme cette femelle ne possède pas d'anneau vaginal, les hernies (directes ou indirectes) devront se créer un chemin artificiel. D'où on peut en conclure qu'elles n'ont pas été encore observées chez la vache et comme, chez celle-ci, l'anneau sous-cutané est situé en dessus du pis et qu'il est masqué par cet organe, les hernies inguinales ne pourraient se faire qu'au-dessus de la mamelle. Ce dernier point explique également la cause de leur absence, car elles ne pourraient guère être perçues.

IV. — Relations anatomiques des muscles abdominaux avec leur participation à la formation du canal inguinal et leurs insertions au bassin.

Chez le cheval, des quatre muscles abdominaux qui limitent, avec la *tunica flava*, très développée chez les herbivores, la cavité abdominale, trois seulement ont des insertions pelviennes. Le *musculus transversus abdominis* en est exclu. Le plus externe des quatre muscles, le *m. obliquus abdominis externus* s'insère au bassin par plusieurs attaches qui sont : son aponévrose qui s'insère en haut au *tuber coxæ*, puis descend de là vers le pubis. Avant d'y arriver, elle se divise en deux crura : le *crus mediale* et le *crus laterale*. Le *crus mediale* forme avec l'aponévrose sous-jacente du *musculus obliquus internus* une gaine aponévrotique qui recouvre en dehors le *musculus rectus abdominis*, dite : gaine externe du *m. rectus abdominis* (aeussere Rectusscheide). Cette gaine est intimement soudée au corps du *m. rectus* au niveau des *inscriptiones tendineæ*. Le *crus mediale* s'insère avec le *musc. rectus abdom.* au pubis par un tendon transversal, le *tendo praepubicus*, qui va d'une *eminentia iliopectinea* à l'autre. Le *crus laterale*, qui se confond avec le *ligamentum inguinale Poupartii*, en arrière, va rejoindre en bas le *tendo præpubicus* avec lequel il fusionne. Les deux crura, avant de se rejoindre en avant du pubis, ont formé une fente entre eux, longue de 12 à 14 centimètres et plus, appelée : *annulus inguinalis subcutaneus*. L'anneau en question représente l'ouverture inférieure du canal inguinal et sa direction est parallèle au bord externe du *m. rectus abdominis*. Comme ce muscle va d'avant en arrière, en s'amincissant jusqu'au pubis où il s'insère, il en résulte que l'anneau sous-cutané aura une direction oblique d'avant en dehors, en arrière et en dedans. Cette fente est limitée par des bords aponévrotiques et elle présente des commissures, une externe et l'autre interne. La commissure interne se trouve à 3 centimètres en avant de la symphyse pubienne, la commissure externe en est distante de 15 centimètres, d'où la longueur de la fente égale 15 — 3 = 12 centimètres. Autour des deux commissures, les fibres du *musc. obliquus externus* s'arrondissent pour circonscrire l'anneau. Au pourtour de cet anneau, il se détache de la *tunica flava*, un prolongement de celle-ci qui descend dans le scrotum et s'applique à la face interne de la tunique dartoïque. Il correspond à la *fascia cremasterica Cooperi* de l'homme et est peu développé chez le cheval (Schmaltz).

En dessus du point ou le *crus laterale* fusionne avec le ligament de Poupart, l'aponévrose du *musc. obliquus externus* se réunit à la *fascia iliaca*. Sur cette aponévrose commune, prend insertion le *musculus obliquus abdom. internus*. Celle-ci se fait sur la ligne aponévrotique du ligament de Poupart, mais la plus grande partie du muscle prend naissance au niveau du *tuber coxae*. De là, le muscle s'étend en éventail ; sa dentelure postérieure suit le ligament de Poupart, jusqu'à l'insertion du *m. rectus abdominis* au pubis et le reste du *musculus obliquus abdom. internus* se perd en une aponévrose qui forme avec celle superposée du *m. obliquus externus*, la *vagina externa mm. recti abdom.* que nous avons décrite plus haut. Entre le bord postérieur libre du *muscul. obliquus internus* appelé, par Schmaltz, le *margo inguinalis* et le ligament de Poupart, respectivement le *crus laterale m. obliqui externi*, se trouve une fente étroite.

longue de 15 centimètres environ et dirigée transversalement. Elle représente l'*annulus inguinalis subperitonealis* (anneau inguinal sous-péritonéal, supérieur). Quant à ce qu'on est convenu d'appeler le canal inguinal, ce n'est, à vrai dire, qu'un interstice musculaire, reliant entre eux les deux anneaux inguinaux. L'anneau sous-péritonéal a aussi deux commissures, une latérale, externe et une interne. Cette commissure interne est directement superposée à la même commissure de l'anneau sous-cutané, c'est-à-dire située à 3 centimètres en avant de la symphyse pubienne. A partir de là, les deux anneaux divergent, à savoir que l'anneau sous-péritonéal monte transversalement vers le *tuber coxae* tandis que l'anneau sous-cutané a une direction oblique en avant et en dehors. La distance mesurée en ligne droite, qui séparerait les deux commissures externes ou latérales des deux anneaux peut être évaluée à 10 centimètres. Il ressort de ce qui précède, que le trajet qui constitue le canal inguinal a une longueur différente, selon qu'on la mesure à la commissure externe ou interne. Sa longueur moyenne est d'environ 10 centimètres. SCHMALTZ en donne la définition suivante : c'est un chemin créé à travers le tissu conjonctif de réunion des deux *musculi obliqui abdominis* et non un tube comme c'est le cas chez l'homme. Son trajet est donc oblique de haut en bas, de dehors en dedans et d'arrière en avant. Pour faire parcourir à un bâton, par exemple, le canal inguinal, depuis l'anneau sous-cutané, il faudrait le diriger en haut et en arrière et légèrement en dehors. L'anneau sous-péritonéal est comblé de tissu conjonctif, de sorte que — chez le cheval, au contraire de ce qui a lieu chez les autres animaux — il est moins apparent. L'anneau en question est recouvert par le feuillet pariétal du péritoine et il donne passage, chez l'étalon, au cordon spermatique, tandis que chez la jument, le canal est bouché par du tissu conjonctif interstitiel. Chez les deux sexes, cependant, le canal inguinal est traversé par le *truncus pudendo-epigastricus*. Le *musculus rectus abdominis* ne contribue pas à limiter activement le canal inguinal : il ne fait que passer à son côté interne, et ne prend aucune part à sa formation. Ce muscle s'insère en avant sur la face latérale inférieure des côtes, depuis le quatrième cartilage intercostal jusqu'au cartilage xiphoïde et en arrière, au *pecten pubis*. Il envoie encore — cela seulement chez le cheval — le *ligament accessorium* qui va s'insérer dans la *fovea capitis femoris*. Le *musculus transversus abdominis* ne participe en aucune part à former le canal inguinal et n'a aucune insertion au bassin. A 10 centimètres en avant du pubis, son aponévrose se perd dans la *fascia transversa abdominis*. Les deux réunies forment la *vagina interna m. recti abdominis*.

Le feuillet pariétal du péritoine se replie au niveau de la commissure latérale de l'anneau sous-péritonéal, dans le canal inguinal, s'évagine en ampoule dans la cavité scrotale. On appelle cette évagination : *processus vaginalis (peritonaei)* (Schmaltz). Elle constitue le *cavum vaginale* qui communique avec la cavité péritonéale, par l'*annulus vaginalis*, de forme ronde ou ovale et de quelques centimètres de diamètre chez l'étalon (4 centimètres environ). Chez le hongre, il est à peine praticable pour un doigt. On le trouve parfois fort dilaté chez certains chevaux entiers (Schmaltz). Le *musculus cremaster externus* qui fait défaut à la jument, naît sur la *fascia iliaca*, à côté du point terminal de l'insertion du *m. obliquus internus* sur celle-ci. Il entre dans la commissure latérale de l'anneau sous-péritonéal, en suivant la face antérieure du ligament de Poupart, et s'applique à la face postérieure du *processus vaginalis*, sur laquelle il rayonne ensuite, en éventail. La surface extérieure du processus est encore recouverte d'une membrane conjonctive soudée avec le rayonnement aponévrotique du *musculus cremaster* et qui n'en est que difficilement séparable. Cette lamelle devient très mince vers l'anneau sous-péritonéal. Ces trois feuillets : le *processus vaginalis*, le muscle cremaster et la tunique fibreuse extérieure, forment par leur réunion, ce que l'anatomie vétérinaire désigne du nom de : *tunica vaginalis communis*.

Chez *les bovidés*, le *musculus transversus abdominis* ne possède pas non plus d'insertions pelviennes. Son aponévrose, comme aussi sa partie charnue, est soudée à la *fascia transversa abdominis*. Celle-ci s'insère en particulier, au tube *coxae*. Vers le bassin, l'aponévrose du muscle devient de plus en plus mince, et à 10 centimètres environ en avant de la symphyse pubienne, elle se perd dans la *fascia transversa* qui recouvre l'anneau sous-péritonéal. Chez la vache, celle-ci passe directement par-dessus l'anneau, tandis que chez le taureau, elle sert à autre chose que nous verrons plus loin.

Les *musculi recti abdominis* ne sont pas réunis sur la ligne blanche, comme chez le cheval, mais sont séparés l'un de l'autre, par le cartilage xiphoïde du sternum, car les muscles pectoraux (*portion. humeral musc. pector.*) s'insèrent à la face ventrale du sternum et repoussent latéralement les insertions thoraciques de ces deux muscles. Il s'ensuit que la distance qui sépare les *mm. recti abdominis*, au niveau de la douzième côte, est de 9 centimètres, au niveau du nombril de 12 à peu près. Depuis ce point, les bords internes des muscles se rapprochent l'un de l'autre, se juxtaposent au-dessus du pis chez la vache. Seuls les tendons fusionnent entre eux, avant de s'insérer sous le plancher du bassin.

Le musculus obliquus abdominis internus s'insère par sa *portio iliaca* au *tuber coxae* et au *crus laterale* de l'aponévrose du *musculus obliquus externus*. Cette insertion se fait sur cet arc tendineux, par une ligne qui s'arrête à 2 centimètres en dehors du *canalis femoralis*. (*sive cruralis*), après quoi, le muscle se détache par son bord postérieur du crus latérale, mais reste néanmoins appliqué devant celui-ci, libre de toute attache, et se rend enfin sur la symphyse pubienne. Il résulte de cet arrangement, une solution de continuité, qui représente l'*annulus inguinalis subperitonealis*. Le bord postérieur du *m. obliquus internus* qui en constitue la lèvre antérieure, est également dénommé par Schmaltz : *margo inguinalis*, comme chez le cheval. Il n'est pas de nature absolument musculaire, car un faisceau tendineux dépendant du *crus laterale*, se détache de lui pour border le *margo inguinalis*. L'anneau sous-péritonéal, chez les Bovidés, se trouvera donc, sur tout son pourtour, entouré de tissu tendineux. Schmaltz fait également dériver le *m. cremaster externus* du *m. obliquus internus*, comme étant un faisceau caudal dissocié de ce muscle. L'anneau sous-péritonéal présente une particularité spéciale aux Bovidés, qui manque au cheval. La voici : le bord supérieur du *margo inguinalis (m. obliqui int.)* ne se trouve pas à la même hauteur que le *crus laterale (m. obl. ext.)*. Il est disposé en arc concave en haut et la différence de hauteur des deux lèvres de l'anneau est égale à 6 centimètres environ. Comme chez le cheval, le *m. obliquus internus* participe à la formation de la *vag. externam. recti abdom.*.de concours avec le *m. obliquus externus*. Cependant chez les Bovidés, le *m. obliquus internus* aide aussi à former la *vagina interna* du rectus, en s'associant à l'aponévrose du *m. tranversus* et à la *fascia transversa*.

Le *musculus obliquus abdominis externus* est plus faiblement constitué que chez le cheval. Il est recouvert par la *tunica flava* qui est très développée et intimement soudée à l'aponévrose du muscle. La *tunica flava* et l'aponévrose de ce muscle s'insèrent au *tuber coxae*. Dans le plan qui passe par la cinquième vertèbre lombaire, la gaine externe du *m. rectus* ne se compose plus que de la *tunica flava* et de l'aponévrose du *m. obliquus externus*. C'est dans ce tissu de réunion qu'est percé l'*annulus inguinalis subcutaneus*, formé également par l'intermédiaire des deux *crura m. obliqui externi*.

Avant de passer à l'étude approfondie du canal inguinal des Bovidés, il est nécessaire de s'arrêter un instant au mode d'insertion des muscles abdominaux au plancher du bassin, ce mode d'insertion étant défavorable à la production des hernies inguinales chez les Ruminants.

Le tendon de réunion des deux *musculi recti abdominis* ne se dirige pas directement vers la symphyse pubienne, mais s'allonge et s'étire en une plaque tendineuse qui va s'insérer, en dessous de la symphyse, à une crête osseuse faisant saillie en dessous d'elle. Cette saillie est caractéristique du bassin des Bovidés. En ce point, le tendon se confond avec l'aponévrose de ·réunion des *mm. adductores* et *graciles*, puis remonte vers le *pecten pubis*, après avoir décrit un arc (sur la coupe) ou un godet (vu depuis devant) du diamètre d'une pièce de 1 franc. Schmaltz donne à ce godet le nom de *scrobiculus tendineus*. Le *raphe abdominis* et la *linea alba* finissent également en ce point, ainsi que les deux *crura medialia m. obliqui ext.* qui contribuent également à le former. Depuis le *scrobiculus*, un seul faisceau tendineux, de l'épaisseur du doigt, réunit les deux *crura medialia : le crus reuniens* qui monte vers le *pecten pubis*, s'attache au *tuberculum pubicum* et de là s'étend à gauche et à droite sous forme d'un tendon transversal qui relie une *eminentia ilio-pectinea* à l'autre : c'est le *crus pubicum transversale*. Cette disposition est celle d'un T. A mi-hauteur du *crus reuniens*, viennent se rattacher à lui les deux *crura lateralia m. obl. ext.* et les terminaisons des deux *m. obliqui interni :* le point est appelé par Schmaltz : *conjunctio crurum m. obliq. extern.*

Comme on le voit, l'insertion des muscles abdominaux se fait par étages successifs. Le point le plus bas d'insertion est celui des deux *mm. recti abdom.*, et il est situé à environ 10 centimètres en dessous du point le plus élevé. En résumé, l'insertion des muscles abdominaux se fait chez les Bovidés, à une plaque tendineuse située entre les adducteurs de la jambe et attachée à une saillie osseuse ventrale du plancher du bassin (allemand *Beckenfage* et *Sehne*) et aux deux *eminentiae iliopec tineae* de cet os.

Entre les deux branches du T, plus haut décrit, et l'*arcus cruralis*, se trouve disposé un triangle dans lequel le *musc. pectineus* est visible, le muscle prenant naissance sous le ligament transversal qui est situé dans ce triangle ; donc il contribue par sa topographie à fermer la cavité abdominale, au-dessus de l'entrée du bassin. Toute la région décrite précédemment est recouverte par le *fascia transversa* qui prend attache sur le *crus pubicum transversale* et de là va s'étaler dans la cavité pelvienne.

Quant au canal inguinal, il trouve selon SCHMALTZ, sa définition dans la phrase suivante : « C'est une fente créée à travers la tunique abdominale : c'est-à-dire percée dans les *m. obliqui abdominis*, et dont la direction est oblique. »

L'anneau sous-péritonéal est une fente transversale présentant deux commissures, l'une interne et l'autre externe. La commissure latérale est plus haute que l'interne : l'anneau est donc oblique de haut en bas et de dehors en dedans. La distance mesurée d'une commissure à l'autre varie suivant le sexe de l'animal : elle est d'environ *18 centimètres chez la vache* et de *22 centimètres chez le taureau*. L'anneau est ouvert et ses lèvres sont appliquées l'une contre l'autre par l'effet de la pression de la masse intestinale agissant sur le *margo inguinalis*. Quant au canal inguinal lui-même, il relie obliquement, de haut en bas et d'arrière en avant, cet anneau avec l'anneau sous-cutané, qui est parallèle au bord externe du *m. rectus abdominis* et affecte la même obliquité que ce bord musculaire : l'anneau sous-cutané sera, en conséquence, représenté par une fente aponévrotique dirigée obliquement en bas et en dehors. Comme l'anneau sous-péritonéal, il possède aussi deux commissures : la plus externe et la plus latérale des deux est située en avant et en dehors de la commissure interne ou postérieure sise en avant du pubis. La distance mesurée entre les deux commissures de l'anneau sous-cutané est de 9-10 centimètres environ. Les deux commissures internes des deux anneaux sont superposées, au-devant du pubis, ou à peu près, car la commissure interne de l'anneau sous-péritonéal est située à 1 centimètre plus près de la ligne médiane du corps que la même commissure de l'anneau sous-cutané. De ce point, les deux anneaux divergent, de telle sorte que la distance mesurée entre les deux commissures externes des deux anneaux équivaut à 16 centimètres environ. Le canal inguinal n'en est pas davantage un que chez le cheval : c'est un interstice musculaire et sa longueur sera différente selon qu'on la mesure d'une commissure interne à l'autre ou entre les deux externes. Le canal a une direction oblique de haut en bas et d'arrière en avant et, si l'on veut introduire un objet rigide dans le canal par l'anneau sous-cutané, il faudra pour qu'il touche la commissure externe de l'anneau sous-péritonéal, le diriger en haut, en arrière et en dehors.

Le canal inguinal est recouvert, chez la vache par la *fascia transversa* et le feuillet pariétal du péritoine chez les deux sexes, il est parcouru par le *truncus pudendoepigastricus*. Chez le mâle, une duplicature du feuillet pariétal péritonéal et de la *fascia transversa abdominis* descendent dans la cavité scrotale, par le canal inguinal. La première duplicature est le *processus vaginalis*, la seconde, le *processus infundibiliformis :* les deux réunies constituent la *tunica vaginalis communis* (Schmaltz), chez les Bovidés mâles, comme nous l'avons déjà vu auparavant. Le lieu de transition de la cavité péritonéale à la cavité vaginale se fait comme chez les solipèdes. Au niveau de la commissure latérale de l'anneau sous-péritonéal, on l'appelle : l'*annulus vaginalis* et, d'après Schmaltz, il serait, chez le taureau, praticable seulement pour trois doigts environ. C'est par cet anneau vaginal que passe le cordon spermatique. Le reste de l'anneau sous-péritonéal est quelquefois comblé de tissu adipeux, surtout chez les animaux mâles qui sont gras [Schmaltz].

Passons maintenant à l'étude des muscles abdominaux du porc et des relations spéciales qu'ils présentent avec la formation du canal inguinal.

Le *musculus obliquus abdominis externus*, le plus grand des quatre, limite avec la *tunica flava* très peu développée chez le porc, le contour de l'abdomen. Il est, selon Baumeier, plus charnu que chez le cheval. Sa partie musculaire serait par rapport à la partie aponévrotique, comme 4 = 1 [Baumeier]. Il est charnu à son insertion sur les côtes. Il s'insère sur les onze dernières côtes, à savoir sur leur bord postérieur par des dentelures dont les quatre à cinq premières s'engrènent dans celles du *m. serratus ventralis;* les postérieures naissent toujours plus haut sur l'arc costal, et les quatre dernières dentelures croisent et passent à angle droit sur les dentelures du *m. serratus dorsalis expiratorius.* Il prend aussi origine du feuillet dorsal de la *fascia lumbodorsalis*, dans la région lombaire. Il s'insère au bassin, au *tuber coxae* et le *crus laterale* de son aponévrose descend de là vers la symphyse pubienne, en décrivant un arc. Selon Baumeier, le *crus laterale* serait renforcé de fibres qui le différencieraient en épaisseur du reste de l'aponévrose, de telle sorte que le ligament de Poupart serait très développé. Je n'ai pu vérifier le bien-fondé de cette assertion qui peut être vraie pour le porc adulte, vu que Baumeier a étudié l'anatomie du *musc. obliquus abdom. externus* sur un animal de six ans, tandis que les deux porcs que j'ai disséqués n'avaient que quatre à six semaines d'âge et ne présentaient pas de ligament de Poupart très développé.

Le *crus laterale m. obliqui externi*, en descendant vers le bassin, est repoussé en avant par le groupe musculaire de l'*iliopsoas* qui est intercalé entre l'*ilium* et le *crus laterale*. En avant du pubis, les deux *crura later.* et *medial.* se réunissent après avoir formé une échancrure oblique longue de 1 à 2 centimètres, qui représente l'*annulus, inguinalis subcutaneus* du canal inguinal. Leur aponévrose de réunion s'insère enfin au bord antérieur de l'os pubis, dans l'espace interosseux compris entre les deux *eminentiae iliopectineae* et forme le *tendo praepubicus*. L'aponévrose passe ensuite sous la symphyse pubienne et se répand sur la surface interne de la cuisse. Une autre attache avec l'extrémité postérieure est celle fournie par un prolongement aponévrotique qui se répand sur le *m. iliopsoas*, au point où ce dernier passe sous le ligament de Poupart. Cette lame affecte la forme d'un triangle dont la pointe est dirigée contre le muscle ; elle va se perdre dans la *fascia iliaca* (Baumeier). Nous avons également constaté la présence de cette dépendance aponévrotique, ainsi que d'un autre feuillet tendineux décrit par cet auteur, qui se replie en dessous du *tuber coxae* sur la face interne du *m. tensor fasciae latae*.

Il est à noter, en outre, que sur le trajet du pli de l'aine, le *musculus obliquus abdom. externus* contracte de fortes adhérences fibreuses avec la *fascia femoris medialis*.

Quant à la *tunica flava*, elle est, selon les auteurs tels que Sussdof, Martin, Ellenbergr-Baum, peu développée chez le porc. Baumeier, qui en a fait une étude spéciale, en donne les descriptions suivantes : Le *musculus obliquus externus* est, dans toute son étendue, recouvert d'une fascia correspondant à la *tunica flava* des grands herbivores, cependant fort mince. Elle a un reflet faiblement jaunâtre et ne se détache que difficilement de la partie charnue du muscle, plus facilement, par contre, de l'aponévrose. La *tunica flava* a les mêmes attaches que l'aponévrose avec le bassin et l'extrémité postérieure. Dans la région de l'anneau sous-cutané, elle se divise pour laisser passer le cordon spermatique et l'*art. spermatica interna*, très développés chez le porc. Dans la région inférieure de l'abdomen, la fascia recouvre le pénis qui est attaché à l'abdomen par le *lig. suspensorium penis* très développé. Cette plaque tendineuse qui vient de la ligne blanche et qui constitue le ligament en question, forme dans la région de l'*annulus subcutaneus*, en dedans de lui, un trou ovale par lequel sortent des nerfs et des vaisseaux (*Art., vena, nervus spermatici ext.*) (voir fig. 5 de la dissertation de Beaumeier, v. *Bibliographie*). Entre cette ouverture ovale et l'anneau sous-cutané, la fascia, renforcée par un cordon fibreux bien développé que lui envoie la gaine externe du *m. rectus abdominis* se replie sur la face interne de la cuisse. Les deux ensemble, la fascia et ce cordon, entourent le cordon spermatique jusque sur le testicule.

La *fascia flava* passe en outre sur les *musculi graciles et pectinei* et va se perdre ensuite dans la *fascia femoris interna*. Au niveau du *m. iliopsoas*, elle se répand sur la cuisse dans deux directions, à savoir : à sa face interne, elle franchit le *canalis femoralis* et va se perdre dans la fascia déjà citée et dans la profondeur, se confondre avec la *fascia iliaca* ; à sa face latérale, elle recouvre le *musculus sartorius*. La dernière place où la transition de la fascia sur l'extrémité postérieure ait lieu, se rencontre à la hauteur du *tuber coxae*, où elle recouvre le *m. sartorius* et le *m. tensor fasciae latae*, puis s'étale en bas, pour aller finir dans la *fascia lata*.

Le *musculus cutaneus maximus* qui recouvre le *m. obliquus abdominis externus*, cesse d'être musculaire au bord de l'arc costal et s'étend en arrière par l'intermédiaire de deux feuillets très minces et transparents. On distingue un feuillet dorsal et un feuillet ventral. Le feuillet dorsal réuni à l'aponévrose du *m. obliquus abdominis* par des adhérences fibreuses, contribue à former la *fascia penis* et suit cette aponévrose et la *tunica flava* jusque dans ses différentes places d'insertions. Ce feuillet contracte des adhérences fibreuses renforcées avec l'aponévrose du *m. obl. ext.* au pourtour de l'anneau inguinal sous-cutané. Il enveloppe tout le cordon spermatique. Le feuillet ventral, le plus superficiel des deux, enserre de chaque côté du pénis, dans la région de l'aine, les deux *lymphoglandulae inguinales superficiales*, longues de 2 cm. 5, larges de 1 centimètre et épaisses de 1 cm. 5, puis s'étale sur le scrotum et se replie, au niveau du pli de l'aine, sur l'extrémité postérieure, en recouvrant ses deux faces interne et externe (*fascia cruris superficialis*).

Le *musculus obliquus internus* s'insère d'un part au *tuber coxae* et, de l'autre, au bord latéral des muscles lombaires, sur le feuillet ventral de la *fascia lumbodorsalis*. Sa partie antéro-supérieure se différencie en un à deux petits faisceaux musculaires qui s'insèrent en bas et en avant sur la dernière côte. La partie du muscle la plus charnue est celle qui naît au *tuber coxae* et qui descend de là vers la symphyse pubienne. Elle correspond — avec certaines réserves sur lesquelles nous reviendrons plus loin — au *margo inguinalis* du même muscle chez les solipèdes et les ruminants. Le faisceau le plus postérieur du *m. obliquus internus* et qui est très bien délimité du corps du muscle, va s'insérer au côté externe de la gaine qui constitue le canal inguinal. C'est le *musc. cremaster. externus* que Schmaltz décrit également chez le cheval et les ruminants, comme étant un faisceau séparé du *m. obliquus internus*. En avant et en bas, le *musc. obliquus int.* rayonne dans tous les sens et reste musculaire jusqu'au niveau du bord externe du *m.*

rectus abdominis, puis, de là, devient aponévrotique. Son aponévrose soudée à celle du *m. obliquus abdominis externus* forme la *vagina externa m. recti abdominis*. Cette gaine est difficilement séparable du corps du muscle. Les adhérences sont surtout intimes au niveau des *inscriptiones tendineae* qui sont au nombre de 7-9 (Franck-Martin). Le *m. obliquus int.* envoie, à l'instar de ce qui a lieu chez les bovidés, un feuillet aponévrotique qui quitte le muscle au bord externe du *m. rectus* et qui participe, avec l'aponévrose du *m. transversus* et la *fascia transversa abdominis*, à la formation de la *vagina interna m. recti abdominis*.

Le *musculus rectus abdominis* est large. Il touche à son congénère au niveau de la ligne blanche et possède 7-9 *inscriptiones tendineae*. Il s'insère, en avant, sur les quatre à six dernières côtes sternales, au point de réunion de celles-ci avec leur cartilage, ainsi qu'à la face ventrale du sternum et du cartilage xiphoïde. Il est recouvert, à son origine, par les muscles pectoraux et, après avoir passé par-dessus les derniers cartilages articulaires, il se continue en arrière et gagne en largeur jusqu'au nombril, puis redevient plus mince et finalement s'insère, par l'intermédiaire de son aponévrose, au *tuberculum pubicum* et, selon Franck-Martin, par une dépendance de celle-ci au point de réunion des *mm. graciles*. Le *musc. rectus* n'envoie pas plus que chez les bovidés un *lig. accessorium* dans l'articulation coxo-fémorale.

Le *musculus transversus abdominis* qui est le plus interne des quatre muscles abdominaux, est très charnu chez le porc. Il s'attache, dans la cavité thoracique post-diaphragmatique, aux points d'intersection des côtes avec leurs cartilages, sur une ligne qui descend jusqu'au sternum, ainsi qu'au *ligamentum dorsolumbare* (Sussdorf). Il devient aponévrotique au niveau du bord latéral du *m. rectus abdominis* et son aponévrose continuée en arrière du nombril par la *fascia transversa abdominis* forme avec le feuillet plus haut cité de l'aponévrose du *m. obliquus internus*, la *vagina interna m. recti abdomin.* C'est dans la *fascia transversa* qu'est percé l'*annulus inguinalis subperitonealis*. Il est représenté par un trou rond ou ovale, large, extensible. Sur les porcs de quatre à six semaines que j'ai examinés, il présentait un diamètre d'1 centimètre environ, et sa direction est plutôt transversale. De l'anneau, le canal inguinal est constitué par une gaine tendineuse, élastique, reliant directement l'anneau sous-cutané à la *fascia transversa*. Le *musculus obliquus abd. int.* ne participe, comme on le voit, pas à la formation ni de l'anneau sous-péritonéal, ni du canal : il ne fait que côtoyer le côté antéro-externe de la gaine qui représente, chez le porc, le canal inguinal et le *m. rectus abdominis*, lui aussi, ne fait que passer à son côté interne. Quant au canal, il mesure, entre les deux plans aponévrotiques qui le limitent, à savoir : la *fascia transversa* et l'aponévrose du *m. obliquus externus*, *6 millimètres* de long et sa largeur dans sa partie moyenne est égale à 8 millimètres environ. L'anneau sous-cutané du canal a 1 cm. 73 de long : il est constitué par une fente allongée.

Il résulte de la constatation de ces différentes mesures, que le canal affectera la forme d'un *sablier* élastique, tendineux, très court, à ouverture supérieure plus restreinte que l'inférieure. L'anneau supérieur du canal est dirigé plutôt transversalement, l'anneau inférieur est oblique d'avant et en dehors, en arrière et en dedans. La commissure interne de l'*annulus subperitonealis* — pour autant qu'on peut en distinguer une — se trouvait, sur les deux porcs de quatre à six semaines, à *1 centimètre* environ en avant du bord antérieur du pubis et à égale distance aussi de la ligne médiane. La même commissure de l'*annulus subcutaneus* est située à 1 cm. 5 de distance du milieu du bord antérieur du pubis, la distance étant mesurée obliquement entre les deux points. L'anneau sous-péritonéal est recouvert sur tout son pourtour par le feuillet pariétal du péritoine, qui s'évagine dans le canal et va constituer, en dehors, la *tunica vaginalis communis*, qui entoure le testicule. Il s'ensuit que l'*annulus vaginalis* aura les mêmes dimensions que l'*an. subperitonealis*, puisque le premier s'adapte parfaitement aux bords du second. Ceci encore marque une différence d'avec ce que nous avons trouvé chez le cheval et les bovidés, chez qui l'anneau vaginal était situé seulement dans la commissure latérale de l'anneau sous-péritonéal.

Quant à la direction du canal inguinal du porc, elle a ceci de remarquable qu'elle a peu d'inclinaison d'avant en arrière et de haut en bas et de dedans en dehors. Le canal est très court, comme nous l'avons vu, d'où les deux orifices sont rapprochés l'un de l'autre. Il est parcouru par la *tunica vag. communis* qui contracte de fortes adhérences fibreuses au pourtour de l'anneau sous-cutané. La *tunica dartos* qui prend naissance de l'aponévrose du *musc. obliquus abd. externus*, tout autour du même anneau, ne s'insère pas directement près de ses bords, mais à une certaine distance des lèvres de l'anneau sous-cutané : la distance qui sépare les bords de l'anneau de la naissance de la *tunica dartos* est égale à 1 centimètre, 1 cm. 1/2 environ.

Le *musculus cremaster externus*, dont l'action est très importante, vient s'insérer au côté externe du canal. Je n'ai pu constater sa présence au-dessous de l'anneau sous-cutané sur la *tunica vaginalis communis*, comme c'est le cas chez le cheval et les bovidés. Le muscle se limite absolument à la distance comprise entre les deux plans d'aponévrose que le canal relie entre eux. Quant à l'effet musculaire du crémaster : il est le suivant : lors de la contraction du *m. obliquus int.*, dont le muscle n'est qu'un faisceau disjoint, le crémaster externe aura pour effet de dilater le canal dans le sens transversal, vu que ce dernier, malgré ses propriétés élastiques, ne peut le faire dans le sens antéro-postérieur. Il y a obstacle à la dilation dans cette dernière direction, par le fait qu'en avant, le canal est traversé par le *truncus pudendoepigastricus* fixé en haut à la colonne vertébrale et en bas au testicule, qui à son tour, est fixé dans sa cavité par le *mesorchium*, et qu'en arrière, le canal est également traversé par le *vas deferens*, fixé d'une part en bas, aussi par le *mesorchium*, et en haut, par l'urètre. D'où il résulte que ces deux cordons empêchent la dilatation du canal dans le sens antéro-postérieur.

V. — Considérations anatomiques sur deux cas de hernie inguinale de deux porcelets, dont un mâle et l'autre femelle.

Le premier cas se rapporte à un goret atteint de hernie scrotale droite de la grosseur d'un œuf de poule. Le sac herniaire avait 7 cm. 50 de longueur sur 3 cm. 50 de hauteur et 4 à 5 centimètres de largeur. La *lymphoglandula inguinalis superficialis* du côté sain, est située juste à côté du pénis, l'autre est déviée en dehors par le sac herniaire. Le dartos et la *tunica vaginalis com.* étaient extraordinairement distendus du côté de la hernie. Au fond du sac, c'est-à-dire, du *cavum vaginale* dilaté, et au-dessous de la masse herniée, se trouve le testicule droit. Il m'a paru, au premier abord, légèrement aplasié, je le mesurai et la comparaison des mesures avec celles du testicule gauche donna les résultats suivants :

Testicule droit		Testicule gauche
2 cm. 7	longueur	3 cm. 3
1 cm. 4	largeur	1 cm. 2

d'où en effet, comme on peut s'en rendre compte, le fait se trouve vérifié.

La hernie contenait de l'intestin : *41 centimètres d'iléum.* Les deux anneaux inguinaux étaient également dilatés dans une forte mesure : ils présentaient 2 centimètres de diamètre environ et étaient directement superposés. Le canal était réduit à 2 à 3 millimètres de longueur. La vessie, repoussée à gauche, était appliquée sur l'anneau abdominal gauche du canal inguinal.

L'autre cas se rapporte à une femelle de quatre semaines qui fut abattue à l'Ecole d'agriculture de la Rütti; je reçus, grâce à l'obligeance du Directeur de l'école, M. le Dr Kaeppeli, auquel je présente mes très sincères remerciements, les deux régions avoisinant les deux canaux inguinaux de la tunique abdominale, avec l'anamnèse qu'il s'agissait d'une femelle âgée de quatre semaines, atteinte de hernie inguinale double déclarée dès la deuxième semaine de la vie et qui fut abattue en raison de son mauvais état général resté d'environ 20 pour 100 en retard sur celui des autres porcs de la même famille. L'examen attentif de ces parties révèle la présence d'une dilatation anormale des deux anneaux abdominaux : leur diamètre atteignait 1 cm. 70. De chaque côté, descend dans le canal, une duplicature péritonéale longue de 6 à 6 cm. 50, constituant les sacs herniaires. Leur surface extérieure est recouverte, en dehors, d'un revêtement musculaire épais correspondant au *m. cremaster ext.* du mâle. D'un anneau abdominal à l'autre se dirige un cordon épais de 2 à 3 millimètres, qui pénètre dans les deux sacs herniaires et va s'insérer sous la peau. Il était plein, dans toute son étendue et correspondrait au *gubernaculum Hunteri* du mâle. Au fond d'un sac était renfermé un petit corps légèrement bosselé, long d'1 centimètre environ : j'en fis l'examen miscrocopique, après coloration : c'était une glande lymphatique. La présence de ce corps me fit penser à un cas d'hermaphrodisme au début. Je n'ai pu contrôler exactement s'il s'agit d'une femelle, les pièces reçues ne me permettant pas de le faire, et s'il s'agit vraiment d'un porc femelle, le cas n'en est pas moins très intéressant et se rapprocherait de ce qu'on rencontre chez la chienne, dans les cas de hernie inguinale de cette femelle domestique.

VI. — Relations de la vessie et de la cavité pelvienne avec le canal inguinal et la production des hernies.

Avant de passer aux conclusions, il est urgent de considérer les différentes relations de la vessie et de la cavité pelvienne et du bassin avec le canal inguinal et la production des hernies inguinales.

Le bassin du porc est très allongé d'avant en arrière, son axe antéro-postérieur a peu d'inclinaison par rapport à la colonne vertébrale. L'entrée du bassin affecte la forme d'un rectangle oblique de haut en bas, et d'avant en arrière. Il est long, mais étroit. Ses deux bords latéraux sont constitués par les deux *ligamenta vesico-umbilicalia lateralia* et les deux *arteriae* et *venae spermaticae internae*, renfermés ensemble, de chaque côté, dans une duplicature péritonéale. Ils sont distants de 2 centimètres environ l'un de l'autre. Le côté supérieur est occupé par le rectum qui, vidé, présentait chez les deux porcs de quatre à six semaines que j'examinai un diamètre d'1 cm. 50 : il occupait à lui seul presque toute l'entrée du bassin. La *conjugata vera* mesurait chez les mêmes animaux 3 centimètres et la perpendiculaire menée en avant du pubis jusqu'au sacrum 1 cm. 50 environ. L'entrée du bassin étant si restreinte, la vessie ne peut trouver à se loger que dans la cavité abdominale; aussi n'y a-t-il que son col qui soit situé dans la cavité pelvienne, et aussitôt après être sorti du bassin, le *collum vesicae* se dilate subitement pour aboutir au corps de la vessie. Celle-ci est très volumineuse : sur les porcs qui m'ont servi de matériel pour cette étude, elle affectait les dimensions suivantes :

Le col avait 1 centimètre de largeur.

Le corps avait 1 cm. 7 à 2 centimètres de largeur environ.

Le corps avait 4 centimètres de longueur environ.

Le corps avait 2 centimètres de hauteur environ.

La vessie mesurée se trouvait en état de réplétion moyenne. Elle occupe à elle seule, presque toute la région sise en avant de l'entrée du bassin, chez le porc, tandis que chez le cheval et les bovidés elle est logée dans la cavité pelvienne et repose sur le plancher du bassin.

Si pour une cause ou pour une autre, l'intestin est refoulé en arrière, il ne peut aller se loger dans la cavité pelvienne, mais il s'enfuira, de chaque côté, entre la vessie et les parois abdominales latérales et inférieures ; or à gauche et à droite de cet organe, se trouvent les deux anneaux abdominaux ou vaginaux ouverts : il est clair que l'intestin y cherchera issue et cela sera plus facilement réalisable si, la contraction du *m. cremaster ext.* se faisant sentir, le canal se dilate. La descente de l'intestin sera favorisée encore par le degré d'élasticité de l'anneau en question, déjà très large, à l'état normal, chez le porc.

VII. — Conclusions générales.

Les causes des hernies inguinales et scrotales du porc tiennent à des considérations anatomiques très spéciales à cet animal, et il faut les chercher dans les facteurs suivants :

1° La première cause prédisposante dépend de la largeur anormale de l'anneau abdominal; elle serait héréditaire, ainsi que l'expérience semble le prouver dans certaines familles de porcs; cette prédisposition héréditaire affecterait avant tout les races dites améliorées.

2° La largeur normale même de cet anneau plus considérable en proportion de la taille que chez les grands animaux prédispose également le porc à ces hernies.

3° Le facteur anatomique de prédisposition le plus important est celui qui résulte de la direction d'avant en arrière du canal inguinal, de sa nature essentiellement élastique, de son degré minime d'inclinaison et de sa brièveté.

4° L'obstruction de la cavité pelvienne par la vessie très volumineuse, l'étroitesse de l'entrée du bassin, la grosseur de la portion terminale du rectum, l'amincissement des contours du ventre, en avant du bassin sont tous autant de facteurs plus secondaires peut-être, mais néanmoins importants dans l'étiologie de ces hernies. Ces données sont, à mon avis, assez éloquentes par elles-mêmes, pour qu'on puisse s'abstenir d'y ajouter d'autres commentaires. Elles mettent en lumière quelques points encore obscurs naguère de l'étiologie des hernies inguinales si communes à l'espèce porcine, plus rares chez le cheval et les ruminants. Chez ceux-ci, une « défense naturelle » contre la production de hernies inguinales, s'il m'est permis d'user de cette expression, est fournie par leur organisme même, puisque chez eux, d'abord la capacité abdominale est plus grande que chez le porc et qu'ensuite leur canal inguinal, au lieu de favoriser la naissance des hernies, s'y oppose au contraire de par sa construction, qui en fait plutôt un interstice musculaire qu'un canal proprement dit, et de par sa direction inverse de celle du canal du porc. Il n'y a similitude de direction du canal inguinal chez les grands animaux que lorsqu'il survient un mouvement d'abduction de l'extrémité postérieure, et ce sont justement ces positions d'écartement des membres postérieurs qui constituent chez le cheval une cause déterminante de hernie inguinale (voir : Etiologie).

Tels sont mes recherches et résultats au sujet des hernies inguinales et scrotales du porc.

Il me reste, en terminant, un devoir agréable à remplir : celui de remercier très sincèrement mon vénéré et cher maître, M. le professeur Dr Rubeli, pour les conseils éclairés et la collaboration dévouée qu'il ne cessa de me prodiguer durant tout le temps consacré à ce travail.

BIBLIOGRAPHIE

1. Bouley et Reynal, *Nouveau Dictionnaire pratique de médecine, de chirurgie et d'hygiène vétérinaires*, t. IX, II., 1874.
2. Peuch et Toussaint, *Précis de Chirurgie vétérinaire*, t. II, 1877.
3. Stockfleth, *Handbuch der tierärztlichen Chirurgie*, II Teil, drittes Heft, 1885.
4. Möller, *Lehrbuch der Speziellen Chirurgie für Tierarzte*, II Teil, 1893.
5. Hering, *Repertorium der Tierheilkunde*, XVIII Jahrgang, 1857.
6. Erler, *Bericht über das Veterinarwesen in Sachsen für das Jahr*, 1860.
7. Stef, *Annales de médecine vétérinaire*, 1865.
8. Gross, *Repertorium der Tierheilkunde v. Hering u. Vogel*, 1883.
9. Humann, *Wochenschrift für Tierheilkunde und Viehzucht*, 1891.
10. Hendrickx, *Annales de médecine vétérinaire*, 1888.
11. Schmid-Horn, Netzbrüche bei Castraten (*Wochenschrift für Tierheilkunde u. Viehzucht*, 1891).
12. Immelmann, *Berliner tierärztliche Wochenschrift*, 1892.
13. Fröhner, *Monatshefte für praktische Tierheilkunde*, VII Band, 1896.
14. Löbble, *Repertorium der Tierheilkunde v. Hering u. Vogel*, 1854.
15. Diccas, *Wochenschrift für Tierheilkunde u. Viehzucht*, 1868, n° 11,
16. Hess, *Schweizer Archiv für Tierheilkunde*, 1892, II Heft.
17. Goubaux, *Recueil de médecine vétérinaire*, 1858.
18. Fröhner, *Wochenschrift für Tierheilkunde u. Viehzucht*, 1883.
19. Macorps, *Annales de médecine vétérinaire*, 1862.
20. Cadéac, *Revue vétérinaire*, 1885.

21. IMMINGER, Zur operativen Behandlung des Leistenbruches beim Schweine (*Wochenschrift für Tierheilkunde u. Viehzucht* 1896, S. 361).

22. TAPKEN, Uber Hodensackbrüche (*Deutsche tierarztliche Wochenschrift*, VI, S. 449, 1898).

23. *Handbuch der tierärztlichen Chirurgie* (herausgegeben) v. BAYER et FRÖHNER, III Band, II Teil, 1889.

24. CADIOT et ALMY, *Traité de thérapeutique chirurgicale des animaux domestiques*, t. II, 2e édition.

25. *Lehrbuch der vergleichenden Anatomie der Haustiere*, von Dr MAX-SUSSDORF, I Band, 1895.

26. SCHMALTZ, *Die Lage der Eingeweide und die Sektionstechnik*.

27. — *Praeparierübengen am Pferd*, III, Teil, 1903 (Situs viscerum und Sektionstechnick).

28. *Topographische Anatomie der Körperhöhlen des Rindes*. Lieferung II u. III, 1895.

29. ELLENBERGER-BAUM, *Handbuch der vergleichenden Anatomie der Haustiere*, IIe Auflage, 1906.

30. CHAUVEAU-ARLOING, *Traité d'anatomie comparée des animaux domestiques*, 1890.

31. BAUMEIER, *Zur vergleichenden Anatomie u. Morphologie des musculus obliquus abd. externus und der fascia flava*. Inaugural dissertation, Bern, 1908.

32. C. HUETERS, *Grundriss der Chirurgie*, bearbeitet von *Lossen* II Band, Spaz, Teil, 1884.

TABLE

Lyon. — Imprimerie A. Rey et Cie, 4, rue Gentil. — 54951

www.ingramcontent.com/pod-product-compliance
Ingram Content Group UK Ltd.
Pitfield, Milton Keynes, MK11 3LW, UK
UKHW021028180726
13838UKWH00004B/1662